AF619739

Série 1 FACULTÉ DE MÉDECINE & DE PHARMACIE DE LYON N° 117

ÉTUDE CLINIQUE

SUR

L'ALBUMINURIE DES ANGINES

THÈSE

PRÉSENTÉE

A LA FACULTÉ DE MÉDECINE & DE PHARMACIE DE LYON

ET SOUTENUE PUBLIQUEMENT LE 26 MAI 1882

POUR OBTENIR LE GRADE DE DOCTEUR EN MÉDECINE

PAR

Philippe BENOIT-GONIN

Né à Chazey-Bons (Ain), le 2 juin 1855

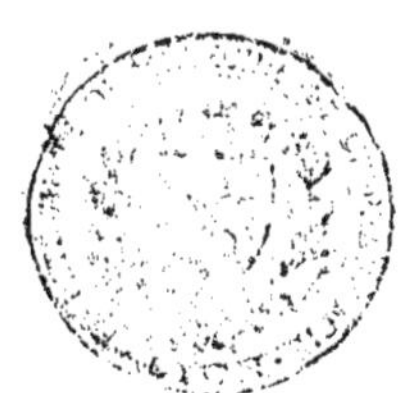

LYON

IMPRIMERIE TYPOGRAPHIQUE BELLON

RUE DE LA RÉPUBLIQUE, 33

1882

PERSONNEL DE LA FACULTÉ

MM. LORTET . . . . Doyen
CROLAS . . . . }
LACASSAGNE . . . . } Assesseurs
PAULET . . . . }

PROFESSEURS, PROFESSEURS ADJOINTS, CHARGÉS DE COURS

Anatomie	MM. PAULET.
Physiologie	PICARD. MORAT, profes. délégué.
Anatomie générale et histologie	RENAUT.
Anatomie pathologique	PIERRET.
Médecine expérimentale et comparée	CHAUVEAU.
Chimie minérale	GLÉNARD.
Chimie organique et toxicologie	CAZENEUVE, chargé de cours.
Physique médicale	MONOYER.
Zoologie et anatomie comparée	LORTET.
Pharmacie	CROLAS.
Pathologie interne	BONDET.
Pathologie externe	BERNE. LÉTIÉVANT, profes. adjoint.
Pathologie et Thérapeutique générale	MAYET.
Hygiène	ROLLET.
Thérapeutique	SOULIER.
Matière médicale et Botanique	CAUVET.
Médecine légale	LACASSAGNE.
Médecine opératoire	PONCET.
Cliniques médicales	TEISSIER. LÉPINE. RAMBAUD, Professeur adjoint.
Cliniques chirurgicales	OLLIER. TRIPIER (Léon).
Clinique obstétricale et Accouchements	BOUCHACOURT. DELORE, Professeur adjoint.
Clinique ophtalmologique	GAYET.
Clinique des maladies cutanées et syphilitiques	GAILLETON.
Clinique des maladies mentales	ARTHAUD.

COURS CLINIQUES COMPLÉMENTAIRES

Clinique des maladies des Femmes . . . . . . MM. LAROYENNE . . . Chargé du cours.
Clinique des maladies des Enfants . . . . . . PERROUD . . . . Chargé du cours.

AGRÉGÉS			CHARGÉS DES FONCTIONS D'AGRÉGÉ	
MM. ARLOING.	MM. LAURE.	MM. TEISSIER.	MM. BERGEON.	MM. DRON.
BOUVERET.	LEVRAT.	VINAY.	CHANDELUX.	MARDUEL.
CHAPUIS.	PERRET.	VINCENT.	CHARPY.	MOLLIÈRE.
DUCHAMP.	SICARD.		COLRAT.	R. TRIPIER.

M. ETIEVANT, Secrétaire, Agent comptable.

EXAMINATEURS DE LA THÈSE

M. TEISSIER, *Président ;* M. PIERRET, *Assesseur ;* M. LAURE, M. CHARPY, *agrégés.*

La Faculté de médecine de Lyon déclare que les opinions émises dans les Dissertations qui lui sont présentées, doivent être considérées comme propres à leurs auteurs, et qu'elle n'entend leur donner ni approbation ni improbation.

A LA MÉMOIRE VÉNÉRÉE DE MON PÈRE

A MA MÈRE

AU GÉNÉRAL BOULANGER

Témoignage d'affection et de reconnaissance

INTRODUCTION

L'examen attentif des urines, beaucoup trop négligé jusqu'à ces trente dernières années, tend à préoccuper sérieusement les cliniciens de plus en plus convaincus de son importance. Depuis que les recherches de ce genre se sont généralisées, ce précieux moyen d'investigation n'a pas tardé d'enrichir la science de faits nouveaux, où la thérapeutique et la clinique n'hésiteront plus désormais à chercher des applications pratiques.

Un fait peu connu jusqu'à ce jour ayant particulièrement attiré notre attention dans cet ordre d'idées, pendant que nous suivions le service de

M. Laure, à l'hôpital de la Croix-Rousse, nous en avons fait l'objet de notre thèse inaugurale : nous voulons parler de l'albuminurie que l'on peut observer à titre de complication dans les diverses variétés d'angine.

Nous ne prétendons pas affirmer ici que toutes les angines se compliquent d'albuminurie ; ce serait là une affirmation qui va précisément à l'encontre des faits que nous avons observés. Cependant, nous avons constaté l'albuminurie dans 1/5e des cas environ, sur la totalité des malades affectés d'angine qui ont été soumis à notre examen.

On pourra s'étonner tout d'abord que nous ayons cherché à rapprocher aussi arbitrairement deux états qui n'ont entre eux aucun rapport de cause à effet. Ce rapprochement n'a effectivement d'autre importance à nos yeux que celle d'un cadre plus commode pour étudier un point spécial de l'histoire clinique des néphrites (1).

---

(1) Nous avons employé fréquemment le mot néphrite, quoi que bien souvent nous n'avons pas voulu donner à ce mot toute la signification qu'il comporte ; il est en effet bien évident qu'un malade qui présente pendant trois on quatre jours seulement de l'albumine dans les urines n'a pas une lésion matérielle du rein mais une simple congestion de cet organe.

L'albuminurie ayant été observée une première fois dans une angine rhumatismale, il était tout naturel de la rechercher dans les autres variétés d'angine, d'en déterminer également la signification, la cause pathogénique ; telle est la raison d'être de ce rapprochement, en apparence arbitraire, qui a déjà prêté le flanc à la critique (1).

On nous permettra également d'aller au-devant d'un reproche, moins immérité peut-être, au sujet des observations que nous avons reproduites à la fin de ce travail. Nous avons omis bien des fois la réaction de l'urine, la quantité exacte de l'albumine constatée, l'examen histologique des sédiments, l'analyse des différentes espèces d'albumine. Nous croyons devoir compter à ce propos sur l'indulgence des cliniciens, qui, s'étant occupé de l'examen des urines, n'ignorent pas quelles difficultés on a à vaincre dans les recherches de cette nature. — Nous avons utilisé du reste des matériaux pris au hasard, des observations recueillies

(1) Lereboullet. Rapport à la Société médicale des hôpitaux de Paris, sur le mémoire de M. Laure : *Angine et albuminurie*.

dans les divers services, et qui ont, croyons-nous, un caractère d'authenticité d'autant plus marqué qu'ils s'éloignent davantage de la perfection.

Le premier chapitre a pour objet une revue historique rapide sur la question qui fait le sujet de notre thèse.

Le deuxième comprend la pathogénie de l'albuminurie des angines.

Le troisième, le pronostic et le traitement.

Le quatrième renferme les pièces justificatives qui ont servi de base à ce travail.

Le cinquième enfin les conclusions qui nous ont paru devoir découler de cette étude.

Que notre maître, M. Laure, médecin des hôpitaux, agrégé de la Faculté de médecine de Lyon, dont l'extrême bienveillance à notre égard ne s'est jamais démentie, et dont les conseils nous ont toujours soutenu dans nos moments de défaillance, veuille bien recevoir ici le témoignage de notre gratitude la plus profonde.

Nous remercierons notre ami M. P. Lachmann, licencié-ès-sciences naturelles, dont la compétence en langues vivantes a été pour nous d'un précieux secours pour la traduction des ouvrages de médecine étrangers.

Nous ne terminerons pas sans adresser à M. le professeur Teissier nos remercîments pour l'honneur qu'il nous a fait en voulant bien accepter la présidence de notre thèse.

CHAPITRE PREMIER

En parcourant les différents traités classiques et les nombreuses monographies publiés soit sur les angines, soit sur l'albuminurie nous n'avons trouvé nulle part l'indication de la coexistence possible de ces deux états morbides.

La complication de l'albuminurie dans l'angine diphtéritique seulement n'a même été signalée pour la première fois par Vade qu'en 1857.

Démontrer que l'albuminurie peut coexister avec toutes les variétés d'angines sera précisément le but de ce travail.

Mais avant d'aborder le fond même de la question on nous permettra de passer rapidement en revue les différents ouvrages parus soit en France soit à l'étranger, qui de près ou de loin ont trait à notre sujet.

Le traité spécial de Lasègue qui résume l'état de la science sur la question, est absolument muet sur le point de séméiologie qui fait l'objet de notre thèse.

Il en est de même de l'article Angine du Dictionnaire de Dechambre par Roger et Péter, qui se contentent de dire, et cela à propos de l'angine diphtéritique :

« Dans la majorité des cas on constate une altéra-
« tion des urines, nous voulons parler de l'albuminu-
« rie. Dans certains cas d'angine diphtéritique non
« infectieuse on observe cette altération du liquide
« urinaire. »

Nous en dirons autant des cliniques de l'hôpital de la Charité de Vulpian et des différentes leçons publiées par Charcot dans le *Progrès médical* sur les conditions pathogéniques de l'albuminurie.

Pour la première fois le sujet a été abordé par le professeur Lasègue dans les *Archives de médecine de mai* 1880.

Au mois de juin de la même année, M. Colrat présente à la Société des sciences médicales de Lyon, l'histoire de deux malades chez lesquels il a pu observer la coïncidence de l'angine et de l'albuminurie.

Mais pour M. Colrat on se trouvait en présence de deux scalartines frustes avec angine, et la néphrite était ici sous l'influence de la fièvre éruptive dont elle est la complication habituelle.

Les lignes suivantes extraites des comptes-rendus de la Société ne peuvent laisser aucun doute sur l'interprétation donnée à ces deux faits par l'auteur de la communication.

« En éliminant les angines toxiques, on ne rencontre « concurremment l'angine et l'albuminurie que dans la « diphtérie, la scarlatine, et d'après un article très « récent de M. le professeur Lasègue, dans le rhu- « matisme. Ici les antécédents rhumatismaux étant « nuls, on ne peut hésiter pour le premier cas qu'en- « tre la diphtérie et la scarlatine.

« L'absence de ganglions, la guérison rapide sans « grande perte de forces doivent faire pencher sur « cette dernière affection, d'autant plus qu'en ce « moment il existe une épidémie de scarlatine dans « la ville de Lyon.

« Ces faits d'angine compliquée d'albuminurie « sans éruption seraient la règle, au moins chez les « adultes. Ils n'ont été rapportés à la Société des « sciences médicales que pour provoquer des commu- « nications analogues sur les cas de scalartine que « l'on observe en ce moment à Lyon.

« M. Colrat termine en faisant remarquer que les « scarlatineux qu'il a pu observer dans son service « n'ont jamais présenté de l'albuminurie. »

Parmi les auteurs étrangers Leyden et Kannemberg sont les seuls qui aient signalé la coexistence de l'angine et de l'albuminurie.

Le premier, dans un mémoire sur les *Néphrites aiguës*, dans le Zeit. f. kl. med., p. 175, III, s'exprime ainsi : « Je dois encore insister sur le fait que « la néphrite peut survenir après l'angine simple, de « même que des paralysies peuvent survenir après « une angine simple. »

Kannemberg dans un article intitulé : *De la néphrite dans les maladies infectieuses aiguës*, paru dans le Zeitschrift f. kl. med. Band I Heft 3. 1880, pag. 506 à dit ce sujet :

« On sait par l'expérience que toutes les affections « inflammatoires des amygdales sont souvent accom- « pagnées de néphrite aiguë.

« Depuis le commencement de cette année, j'ai « vu trois cas de ce genre, et toujours j'ai pu con- « stater la présence de grandes quantités de micro- « coccus dans les cylindres et sur les cellules épithé- « liales ainsi qu'à l'état de liberté dans l'urine.

« Dans le premier cas, il s'agissait d'une œdème éry- « sipélateux des amygdales et du pharynx. Le malade « fut admis le septième jour de sa maladie avec une « température de 40°,5 le soir et le lendemain de « bonne heure.

« La quantité d'urine émise en 12 heures est d'en- « viron 100 c' m., poids spécifique, 1,028, cou- « leur rouge foncé, trouble. Elle renferme une grande « quantité d'éléments figurés :

« 1° Des cylindres hyalins couverts soit par des « cellules épithéliales colorées par la bile, soit par « des globules rouges décolorés, soit encore par des « granulations assez grosses ou d'autres très-fines « qui ne se dissolvent pas après addition de potasse « caustique.

« 2° De nombreuses cellules épithéliales libres « également de couleur ictérique.

« 3° Des globules sanguins rouges décolorés for- « mant des disques pâles.

« 4° Des micrococcus libres en forme de globules « ou étranglés en forme de biscuit.

« La proportion d'albumine est faible. Dès le len- « demain la température s'abaissa jusqu'à la tempé- « rature normale, en même temps l'urine devint plus « abondante, plus claire et les éléments figurés « avaient entièrement disparu. — Quantité d'urine « — 1300, jaune clair, limpide, exempte d'albu- « mine.

« Les deux autres cas étaient des abcès des amyg- « dales, la néphrite se développa chez l'un d'eux le « troisième jour, chez l'autre le quatrième jour de la « meladie, et comme il arrive d'ordinaire dans ces « cas sans élévation particulière de température. Dans « l'urine existaient les mêmes éléments figurés que « dans les néphrites précédemment décrites ; cylindres « hyalins couverts de masses granuleuses et de mi-

« crococcus, épithéliums rénaux, et globules sanguins « rouges, isolés.

« Ces cas ont pour nous un intérêt particulier, « parce qu'ils nous permettent de conclure que dans « les maladies infectieuses dont nous avons parlé en « premier lieu, ce n'est pas non plus l'élévation de « la température qui a déterminé la néphrite, car « surtout dans le typhus récurrent, nous avons vu la « néphrite apparaître et disparaître si promptement « avec l'élévation et l'abaissement de la température, « mais que celle-ci (la néphrite) est déterminée par « des matières particulières s'agitant dans le sang « pendant cette période.

« Ces matières sont peut-être de nature chimique « dans le cas des abcès des amygdales, parce qu'il « peut y avoir eu résorption de pus, mais cela est « difficilement admissible dans les maladies infec- « tieuses (typhus récurrent, exanthémateux, scarla- « tine).

« L'élimination de micrococcus que l'on observe « toujours dans tous les cas, permet ici encore de « supposer que c'est leur passage à travers les parois « des canalicules rénaux qui exerce une action irri- « tante sur les cellules épithéliales qui tapissent ces « parois. Les néphrites observées dans les deux cas « d'abcès des amygdales eurent une marche plus « lente que celles décrites plus haut, mais elles gué- « rirent néanmoins parfaitement. Avec l'ouverture de

« l'abcès l'intensité de la néphrite diminua, les der-
« nières traces de néphrite disparurent dans un cas
« au bout de huit jours, dans l'autre seulement au
« bout de douze jours.

« Enfin j'eus encore l'occasion d'observer un cas
« de néphrite tout-à-fait spontanée (?) dans lequel les
« mêmes éléments figurés se trouvaient dans l'urine
« et ressemblaient énormément aux néphrites précé-
« demment décrites ; seulement sa durée fut bien plus
« longue ; au bout de six semaines il y avait encore
« de petites quantités d'albumine dans l'urine et ce
« n'est qu'après un séjour de plusieurs semaines à la
« campagne que les dernières traces disparurent. Ce
« cas fut celui d'un infirmier de la section propœden-
« tique de la Charité, et l'on est tenté de regarder sa
« maladie comme la conséquence d'une infection qui
« existait alors dans sa section. »

Dans un mémoire présenté à la Société médicale des hôpitaux de Paris, (1) où sont consignées des observations antérieures de trois ans au travail de Kannemberg, M. Laure, agrégé de la Faculté de médecine, a publié une série de faits d'angines de diverses natures compliquées d'albuminurie qu'il considère comme absolument étrangère à la scarlatine fruste et dont il rattache l'origine plus spécialement à la diathèse rhumatismale et à l'influence saisonnière.

---

(1) 1881.

On peut encore rapprocher de ces faits les observations récemment communiquées à la Société médicale des hôpitaux de Paris (séance du 27 janvier 1882), par M. le docteur Pineau, médecin au château d'Oléron. Dans les trois premières observations d'ailleurs assez incomplètes, il s'agit de trois angines pultacées survenues en dehors de tout antécédent diathésique et dont les deux premières seulement ont été compliquées d'albuminurie.

Les deux observations suivantes n'ont absolument rien de commun avec le sujet qui nous occupe. Elles paraissent se rapporter à des œdèmes saisonniers paludiques, observés dans une contrée où l'influence de l'endémie tellurique est manifeste.

CHAPITRE II.

PATHOGÉNIE.

On peut grouper sous six chefs principaux les théories pathogéniques émises par les différents auteurs qui se sont attachés à l'étude de l'albuminurie des angines.

1° Pour les uns l'albuminurie serait l'expression symptomatique d'une néphrite préexistante, mais n'affectant avec l'angine qu'elle complique aucune relation de cause à effet.

2° Pour d'autres auteurs, l'albuminurie serait d'origine scarlatineuse ; l'angine étant considérée elle-même, comme la seule ou tout au moins la principale manifestation d'une scarlatine fruste.

3° En Allemagne Kannemberg et M. Bouchard en France, se ralliant à des tendances toutes modernes, ont émis l'opinion que l'albuminurie des angines, de nature parasitaire, est due à une néphrite d'élimination.

4° On pourrait encore, à l'exemple de M. Petit (1), assimiler l'action hypothétique de la chaleur sur l'épithélium du rein aux altérations produites par le même agent sur les éléments de la fibre musculaire, dans les fièvres graves à température extrême, et rattacher l'albuminurie des angines à une dégénérescence graisseuse des épithéliums rénaux sous l'influence de la chaleur.

5° Quelques observateurs seraient disposés à considérer la néphrite des angines comme une manifestation du rhumatisme ou de la diathèse rhumatismale.

6° L'albuminurie des angines peut être encore sous la dépendance d'une localisation catarrhale sur l'épithélium du rein et ne pas rester complètement étrangère à l'influence saisonnière. (Laure.)

Sans nous dissimuler la difficulté de notre tâche nous allons essayer d'examiner chacune de ces théories, en nous aidant de notre mieux de l'interprétation des faits que nous avons pu recueillir heureusement en assez grand nombre.

Il est bien évident que chacune de ces théories peut se trouver vérifiée dans un cas donné, mais aucune

(1) *Recherches anatomiques et cliniques sur la néphrite dothiénentérique*. Thèse de Lyon 1881.

d'elles, à l'exclusion des autres, ne nous paraît pouvoir s'appliquer comme une formule à la solution du problème que nous nous sommes efforcé de résoudre.

1° On ne saurait contester qu'un malade, atteint préalablement de néphrite interstitielle ou autre, peut contracter une angine et présenter par conséquent de l'albuminurie. C'est bien là une coïncidence possible, mais il y a loin de là à expliquer de cette façon l'albuminurie, toutes les fois qu'il sera donné de constater cette complication, en présence d'une angine quelle que soit sa nature.

En interrogeant nos malades nous avons recherché avec soin et pu éliminer le plus souvent l'existence d'une néphrite antérieure, c'est donc l'apparition du symptôme angine qui paraît avoir déterminé le symptôme albuminurie.

On nous objectera que dans les faits par nous observés, la néphrite préexistait à l'angine, à l'insu du malade ; que des sujets atteints du mal de Brigth peuvent l'ignorer complètement, et qu'enfin la plupart du temps c'est une autre affection imposant au patient un examen plus complet, qui fait découvrir la maladie première.

Dans ce cas, la néphrite jusqu'alors restée latente, entrerait dans une période d'acuité, sous l'influence de la phlegmasie des amygdales, et révèlerait subitement son existence par des symptômes plus accusés.

A ces objections nous répondrons simplement, que l'albuminurie a cessé avec l'angine, pour reparaître quelquefois en même temps qu'une poussée inflammatoire ultérieure du côté des amygdales, ce qu'on n'aurait certainement pas observé dans un cas de néphrite interstitielle confirmée, dont l'angine ne serait qu'une épiphénomène absolument indépendant.

Il nous est donc permis de rejeter complètement cette théorie, qui considère l'albuminurie des angines comme une simple coïncidence.

2° Les auteurs qui se sont occupé des maladies de l'enfance, et Trousseau en particulier, ont insisté sur une forme de scarlatine dite fruste, dans laquelle l'appareil symptomatique ordinaire très-écourté serait représenté par un ou deux phénomènes seulement entr'autres et plus spécialement par de l'angine et une manifestation rénale.

Rien de plus naturel par conséquent que d'interpréter nos observations dans ce sens et de les considérer comme de simples scarlatines frustes.

M. Colrat, qui a présenté à la Société des sciences médicales de Lyon deux faits semblables aux nôtres, partage absolument cette manière de voir, si nous nous en rapportons à ses conclusions que nous avons reproduites au premier chapitre de ce travail.

Telle n'est pas notre opinion, et tout en reconnaissant l'importance de la scarlatine fruste à titre d'entité morbide, et son rôle dans la production de l'albuminerie, nous croyons qu'il serait exagéré de rattacher à cette seule et unique affection tous les faits d'angine compliqués d'albuminurie.

Pour discuter à ce point de vue les observations que nous avons pu rassembler, nous les diviserons en trois catégories :

La première comprendra les cas où nous avons pu constater à la fois, sur le même malade, une double récidive d'angine et d'albuminurie.

La deuxième, ceux où la température n'a jamais été élevée au-dessus de 38° à 39°.

La troisième enfin, les angines avec température très-élevée, oscillant autour de 40°.

Il est impossible d'interpréter dans le sens d'une albuminerie scarlatineuse le fait de ce préposé à la manufacture des Tabacs de Lyon (Obs. XXI), qui en est à sa huitième angine, présente une quantité considérable d'albumine dans ses urines le 21 octobre, alors que le 23 du même mois, il est impossible d'en déceler la moindre trace, soit par la chaleur, soit à l'aide des différents réactifs que nous avons employés.

Il en est de même de Mme P... (Obs. I.), qui, à une année d'intervalle, est affectée d'une angine compliquée d'albuminurie et même de néphrite assez intense, sans que l'on ait retrouvé de l'albumine dans ses urines, soit pendant la période qui a séparé les deux affections' soit après la récidive, car actuellement elle se porte à merveille.

Nous en dirons autant d'une malade qui, à la suite d'une dizaine d'angines successives, a fini par succomber, dans le service de M. Laure, à une néphrite mixte ayant compliqué la dernière.

Est-il besoin de rappeler ici que l'absence de récidive est un des principaux caractères des fièvres éruptives. Cette règle comporte, il est vrai, plus d'exceptions qu'on ne le suppose généralement, mais il est difficile d'admettre les trois faits que nous venons de signaler comme appartenant à la catégorie des scarlatines frustes récidivistes.

Dans cette dernière affection, la température du malade est généralement aussi élevée que dans la scarlatine absolument confirmée. Or, cette proposition répond suffisamment aux objections élevées contre les faits de la deuxième catégorie.

Il nous reste à examiner les observations dans lesquelles on a constaté une fièvre très-intense. Qu'il nous soit permis de faire remarquer tout d'abord, qu'on observe souvent une élévation considérable de la température qui peut atteindre ou même dépasser 40° dans les angines catarrhales ou phlegmoneuses.

Les faits que nous avons à examiner à ce point de vue sont les observations suivantes :

Le premier cas rapporté par Kannemberg, l'observation VI, la XIIe, la XIIIe, la XXe et la XXIe.

Nous ne croyons pas à la nature scarlatineuse de ces six angines :

1° Parce que dans l'observation XXI l'élévation de la température accompagnant l'angine a eu lieu chez un adulte huit fois récidiviste.

Dans l'observation VI la maladie a été amendée par salycilate de soude et l'influence rhumatismale ne peut y être méconnue.

2° Enfin, dans le premier cas de Kannemberg, les observations XII et XIII, et dans la XXe on peut encore contester la nature scarlatineuse de l'angine, malgré l'intensité de la fièvre, car il n'y est pas fait mention du dépouillement consécutif de la langue. On connaît, en effet, l'importance que Trousseau attachait à ce symptôme (1).

A propos des faits qu'il avait observés à Mennecy (Seine-et-Oise) pendant une épidémie de scarlatine, il s'exprime ainsi au sujet des malades chez lesquels l'éruption cutanée avait fait défaut : « Enfin, le dé-
« pouillement de la langue ne laissait aucun doute sur
« la nature de l'affection. »

Dans le cas par lui observé à Meaux en 1834, dans la famille Saint-Arnaud, dont tous les membres furent atteints par l'épidémie, le domestique avec tout l'appareil symptômatique offert par les autres malades, moins l'éruption, présenta encore du dépouillement de la langue.

---

(1) Cliniques, t. I, p. 174.

Nous nous croyons donc suffisamment autorisé, d'après les faits que nous venons de passer sommairement en revue, rejeter la scarlatine fruste, comme la cause unique de toutes les albuminuries pouvant s'observer en même temps que les diverses variétés d'angines.

3° L'albuminurie des angines serait-elle d'origine parasitaire, et devons-nous la considérer comme le résultat indirect d'une néphrite d'élimination ?

Kannemberg, dans le travail que nous avons déjà cité, s'exprime ainsi à ce sujet : « J'ai étudié avec « détail l'existence des champignons dans l'urine, sur- « tout dans les maladies infectieuses, aiguës, com- « pliquées de néphrite. Cette étude m'a fourni les ré- « sultats suivants :

« 1° Chez les personnes saines ou non fiévreuses, « on constate parfois dans l'urine récemment émise, « l'existence de champignons sous forme de petits « globules ou de biscuits (*mono et diplococcus*), plus « rarement sous formes de petits bâtonnets ou de « petits chapelets.

« 2° Dans toutes les maladies fébriles, le nombre « de ces champignons est augmenté.

« Parmi les maladies infectieuses, ce sont particu- « lièrement la rougeole, la scarlatine, l'érysipèle, la « pneumonie, la fièvre intermittente, la diphtérie, le « typhus abdominal, exanthémateux et récurrent qui

« m'ont fourni le plus souvent l'occasion de faire les
« recherches en question.

« Dans les maladies infectieuses accompagnées de « néphrite, les champignons se montraient avec une « abondance toute particulière, et la marche de la « néphrite était exactement isochrone avec l'appa- « rition des champignons, comme s'il y avait entre « ces deux faits une relation étiologique. »

Le travail auquel ces lignes sont empruntées ne nous paraît pas à l'abri de toute critique ; nous lui ferons surtout le reproche à l'hauteur de ne pas avoir été plus explicite à l'endroit de la façon dont il procède pour recueillir et examiner les urines, où il a constaté aussi fréquemment la présence de bactéries. Nous signalerons également dans le texte une sorte de contradiction au moins apparente, bien capable de faire naître dans l'esprit du lecteur un doute manifeste à 'égard du résultat des recherches qui sont consignées dans ce mémoire.

A la page I, l'auteur s'exprime ainsi : « Je ferai « observer que j'ai toujours fait ces recherches sur de « l'urine fraîchement émise, ayant séjourné le moins « possible dans la vessie, et que j'ai pris les plus « grandes précautions pour assurer la propreté des « porte-objets et des couvre-objets. »

Nous lisons à la page suivante :

« Cette urine renfermait beaucoup d'albumine, elle « était de couleur rouge-jaunâtre et trouble. *Après*

« *un long repos*, il s'y formait un dépôt jaune-« grisâtre, haut de un à deux centimètres. Ce dépôt « se composait :

« 1° D'un très-grand nombre de cylindres hya-« lins portant à leur surface soit des cellules épithé-« liales du rein, intactes et paraissant entièrement « fraîches, soit des granules foncés qui, le plus « souvent, étaient assez abondants pour rendre les « cylindres opaques ;

« 2° Un grand nombre de cellules épithéliales du « rein libres et conformées comme les précédentes ;

« 3° Quelques globules sanguins rouges ;

« 4° Quelques corpuscules lymphatiques (globules blancs) ;

« 5° Des champignons et notamment des mono et « des diploccocus ainsi que des streploccus et des « bactéries. »

Ainsi donc, l'auteur, au début de son travail, semble se considérer à l'abri de toutes causes d'erreurs parce que ses observations ont uniquement porté sur de l'urine fraîche, tandis que, quelques lignes plus loin, il parle de bactéries constatées sur des cylindres provenant de sédiments urinaires obtenus à la suite *d'un long dépôt*.

S'il est difficile de constater la présence de bactéries sur des urines fraîchement émises et recueillies avec les précautions rigoureuses que nous indiquons plus bas (1), rien de plus simple par contre de trouver des bactéries en quantités innombrables sur des urines abandonnées à elles-mêmes, au contact de l'air, pendant un espace de temps indéterminé.

Dans une communication, sur la néphrite parasitaire lue au dernier congrès de Londres, M. le professeur Bouchard donne des conclusions absolument semblables à celles de Kannemberg.

Depuis quelque temps, on a signalé la présence de microbes dans un très-grand nombre de maladies : dans la diphtérie, les fièvres éruptives, la fièvre typhoïde, la fièvre jaune, la fièvre tellurique, l'érysipèle, la fièvre puerpérale, la blennorrhagie, la syphilis, la tuberculose, la rage et même le furoncle, etc.

D'un autre côté, « on a encore noté l'existence de microbes dans la bouche, l'intestin, la vessie. A l'état physiologique, ils restent cantonnés dans ces cavités sans déterminer aucun trouble morbide. Dès que la vie vient à cesser, ils émigrent et envahissent

---

Pour recueillir les urines destinées à l'examen microcospique, nous avons toujours pris les plus grandes précautions : toilette des organes génitaux de la femme à l'acide phénique, lavage de la sonde préalablement passée à la flamme avec une solution phéniquée. Nous ne nous croyons pas néanmoins, par ce fait, à l'abri de toute cause d'erreur, le canal de l'urètre et la vessie elle-même pouvant contenir des spores ou des bactéries autochtones qui n'ont pas pris naissance dans le rein.

tous les tissus de telle sorte qu'on les y trouve déjà quelques heures après la mort. (Pasteur). »

Pour Klebs, la pneumonie serait due à la pénétration dans le tissu pulmonaire du *monas pulmonale* (1).

Capitan et Charrin disent avoir constaté (2), dans le sang de malades atteints d'oreillons, la présence de microbes, la plupart sphériques, parfois allongés, en bâtonnets mobiles et en général d'une assez petite dimension. L'urine de ces malades ne renfermait ni sucre ni albumine ni microbes.

Le 10 décembre 1881 (3), ces auteurs exposent, dans un nouveau travail, les résultats de leurs recherches sur le même sujet. Elles ont porté sur treize malades. Chez tous ils ont constaté la présence de microbes à forme identique. Chez douze d'entre eux l'urine ne renfermait ni microbes ni albumine. Chez un seul ils ont constaté de l'albuminurie et des parasites.

Les recherches déjà anciennes de Heller et Kéber, celles de Kohn et de Sanderson ont fait connaître le microphyte de la vaccine (4).

---

(1) Klebs, arch., t. IV, p. 480, année 1880.

(2) *Progrès médical*, 4 juin 1881.

(3) Id.

(4) *Revue des Sciences Médicales*, p. 9, t. IV.

Mais, jusqu'à présent, on n'a pas pour cela indiqué la présence de l'albumine dans le liquide urinaire, à la suite de l'innoculation de la vaccine.

Dans un mémoire inséré dans le *Progrès médical* du 18 juin 1880, Gaucher croit avoir trouvé le parasite de la lèpre, et annonce qu'il a constaté des bactéries de forme particulière dans le sang d'un lépreux.

Le 22 octobre de la même année (1), Gibier de Savigny décrit un microbe de forme spéciale qu'il croit devoir attribuer au pemphigus aigu ou fièvre pemphigoïde. Letzerich (2) a également signalé des bactéries dans la coqueluche et la grippe.

Pétrone et Mursi dans le scorbut.

Klebs (3) suppose que l'endocardite ulcéreuse est le résultat du développement du microsporon septicum, tandis que l'endocardite rhumatismale est sous la dépendance d'une monade spéciale. Pour le même auteur, le goître serait de nature parasitaire. Il aurait constaté que dans les localités où cette maladie est endémique, l'eau contient une forme spéciale de flagellariée qui, introduite expérimentalement dans la

(1) *Progrès médical.*
(2) *Revue de Hayem*, t. III, p. 651.
(3) Loc. cit.

boisson destinée à un chien, aurait donné le goitre à cet animal. Cette flagellariée n'existerait jamais ailleurs.

D'après Jonhston, la diarrhée serait due à la présence de microbes (1).

Enfin, dans un cas de noma, Samson aurait trouvé des bactéries dans le sang (2).

Au dernier congrès international de Londres (3) M. W. Roberts, de Manchester, a fait une communication très-intéressante sur la *bactérurie.* Il désigne sous ce nom les cas dans lesquels l'urine contient des bactéries au moment de l'émission ; parmi les caractères de cette urine, il cite une opalescence d'un gris particulier, une odeur forte et désagréable, rappelant celle du poisson gâté , une réaction acide , ammoniacale. Cet état de l'urine s'accompagne surtout chez l'homme d'irritation vésicale avec miction douloureuse plus ou moins fréquente ; il n'y a pas de retentissement sur la santé générale. L'organisme microscopique se rattache par ses caractères au bactérium-ferment ordinaire (bactérium-termo) ; il a l'aspect d'un *micrococcus* agitant d'une façon très-active un corps peu allongé, composé de molécules le plus souvent soudées les unes aux autres en zig-zag.

---

(1) *Revue de Hayem.*
(2) Id., t. XIII.
(3) *Progrès Médical*, 1882, pag. 132.

Lors-même qu'il est de date ancienne, cet état pathologique cède facilement à l'emploi prolongé pendant quelques jours d'environ 4 grammes de salicylate de soude administrés quotidiennement en deux jours.

Nous ne pouvons terminer cette énumération, déjà trop longue, sans citer encore la découverte du prétendu microbe de la fièvre palustre, par M. Laveran (1), dont les conclusions peut-être trop hâtivement reproduites dans la *Revue scientifique*, ont déjà soulevé des doutes sur la nature d'un microbe, qui rappelle à s'y méprendre, la forme de certains *globules* du sang plus moins déformés.

On voit d'après ce qui précède, que les maladies les plus diverses ont été étudiées au point de vue de la pathogénie parasitaire, et que par contre la présence de l'albumine dans l'urine a été exceptionnellement signalée dans la rage, la lèpre, l'herpès labialis, la coqueluche, les oreillons, etc., etc.

Si l'on a retrouvé dans l'urine les mêmes bactéries que celles dont on a constaté l'existence dans le sang, ce n'est point encore une raison pour nous permettre d'affirmer leur présence dans le rein. Il est difficile d'avoir une certitude absolue à cet égard, et c'est là un doute que pourrait seule éclaircir une autopsie pratiquée immédiatement après la mort.

---

(1) *Revue de Hayem.*

On sait, en effet, que les bactéries peuvent se former très-rapidement *post mortem*, et, de plus, si elles existent à l'état physiologique dans les cavités naturelles, telles que la bouche, l'intestin, la vessie, elles peuvent encore dès que la vie a cessé, comme le dit Pasteur, envahir très-rapidement les différents organes et de là se répandre dans tous les tissus.

MM. du Cazal et Zuber envisageant l'ensemble des travaux entrepris sur la nature parasitaire des maladies, résument ainsi leurs idées sur cette importante question :

« 1° La fièvre typhoïde, les fièvres de malaria, « et surtout la diphtérie, étudiées d'après les prin- « cipes de la méthode des cultures, ont fourni quel- « ques résultats vraiment remarquables, sans qu'on « puisse dès à présent prévoir le classement de ces « maladies dans la nosologie parasitaire, il est per- « mis d'affirmer que la direction donnée aux recher- « ches est bonne et ne peut manquer de conduire à « des résultats certains ;

« 2° La fièvre récurrente, la lèpre et même la fu- « ronculose, étudiées d'après les données de la « méthode d'observation pure, ne peuvent pas « davantage être rangées au nombre des maladies « parasitaires. En raison d'obstacles spéciaux inhé- « rents à chacune de ces maladies, la preuve directe « n'a pu être faite et la nature en reste indécise ;

« 3° Pour la tuberculose, la syphilis, la fièvre « puerpérale et tant d'autres maladies, nous ne som- « mes pas même sortis de la période des tâtonne- « ments (1). »

Nous avons examiné bien souvent et avec les plus minutieuses précautions, soit le sang, soit les urines des malades qui font l'objet de nos observations.

Plusieurs fois nous avons constaté l'existence de bactéries en bâtonnets, en biscuits, ou bien encore de spores arrondies; mais il faut avouer que nous les avons également rencontrés dans le cours d'affections très différentes et qu'il est par conséquent impossible de leur assigner un rôle aussi exclusif dans l'albuminurie des angines.

Sur des malades quotidiennement examinés, présentant des sédiments urinaires très abondants à la période aiguë de leur angine, il nous a été impossible de constater traces de bactéries, tandis que chez d'autres nous avons trouvé parfois une quantité considérable de ces parasites, alors que la maladie était en quelque sorte à son déclin et que l'albumine tendait à disparaître des urines

Ces mêmes spores, ces mêmes bactéries en biscuits, nous en avons constaté plusieurs fois dans les urines des rhumatisants affectés d'albuminurie, sans nous croire pour cela autorisé à mettre sur le compte du

---

(1) Revue de Hayem, 1881.

parasite la néphrite albumineuse qui tantôt précédait, tantôt, au contraire, faisait suite aux fluxions articulaires.

Nous n'irons pas jusqu'à nier l'existence des néphrites parasitaires ; mais, jusqu'à présent, ce que nous pouvons affirmer, c'est qu'il est difficile d'observer dans l'albuminurie des angines, *l'existence constante* de spores ou de bactéries de forme déterminée.

Par conséquent, si, comme le disent avec raison Du Cazal et Zuber, nous ne sommes pas même sorti de la période des tâtonnements, il nous répugne d'adopter aussi franchement que Kannemberg la théorie parasitaire de la néphrite des angines.

4° Nous ne pouvons passer sous silence une nouvelle théorie de la néphrite secondaire signalée par M. Petit dans le travail que nous avons déjà cité (page 20).

Cette néphrite serait due à la congestion du rein, sous l'influence de la chaleur, congestion à laquelle succéderait l'altération des épithéliums qui jouent un rôle actif dans la sécrétion urinaire.

L'effet de l'hyperthermie sur les muscles, étudié par M. Landouzy dans sa thèse d'agrégation, se ferait également sentir sur l'épithélium du rein et produirait l'albuminurie.

Certains épithéliums, dit M. Petit, « subiraient une « action analogue du fait de l'hyperthermie, et on « pourrait réunir dans un même groupe la produc- « tion des sudaminas, de quelques parotidites et de « la néphrite typhoïde.

Plus loin, il ajoute : « Ne peut-on voir dans la « coïncidence de ces altérations le résultat d'une « même lésion produite par l'hyperthermie sur ces « éléments et comparables aux altérations que M. « Landouzy a étudiées sur les muscles, produites par « la surélévation de température. »

Nous rejetons complètement cette théorie, en ce qui concerne les faits que nous avons observés :

1° Parce que cette action de la chaleur sur l'épithélium du rein n'a été signalée qu'à titre de pure hypothèse, et qu'aucun fait, aucune recherche ne sont encore venus la confirmer ;

2° Parce qu'il n'est pas rare de noter des températures de 40° sur des malades affectés d'angine, exempte de toute complication du côté du rein, tandis que la plupart de celles que nous avons relatées à la fin de ce travail n'ont présenté qu'une élévation de température moyenne de 38° à 39°, bien qu'elles fussent accompagnées de signes manifestes de néphrite tout au moins transitoire.

3° Dans le plus grand nombre des observations que nous avons recueillies soit dans les différents services de l'hôpital de la Croix-Rousse, soit en ville, ou même dans les publications qui ont trait à notre sujet, nous avons très souvent noté des accidents rhumatismaux et l'albuminurie coïncidant avec l'angine.

Nous ne mentionnerons ici que le fait de M. Lasègue, M. Colrat n'ayant pu nous procurer des observations inédites, dont il s'est borné à nous faire une communication orale (1).

Dans les seules observations que nous devons à l'obligeance de M. Laure, nous retrouvons quatorze fois sur le total des observations, des accidents rhumatismaux ayant coïncidé avec l'angine et l'albuminurie ; ce symptôme ayant tantôt suivi, tantôt précédé la fluxion articulaire.

Dans la première des observations auxquelles nous faisons allusion, il s'agit d'une angine phlegmoneuse, s'accompagnant d'une albuminurie considérable avec troubles de la vue, œdème de la face, cylindres abondants, en un mot tous les signes qui peuvent caractériser une véritable néphrite catarrhale.

L'albuminurie persiste encore un mois après la disparition de l'angine et finit par céder elle-même à une médication appropriée.

Un an après la malade est affectée d'une deuxième angine, s'accompagnant d'albuminurie comme la première, mais cette fois pendant la convalescence éclatent des accidents de nature rhumatismale qui exigent un traitement spécial.

L'albuminurie disparaît en même temps que le rhumatisme.

---

(1) Les observations dont il s'agit ne sont point celles que nous avons empruntées à la communication faite par M. Colrat à la Société des sciences médicales.

Cette observation présente un côté particulièrement intéressant au point de vue de la question qui nous occupe, c'est le long intervalle de temps écoulé entre la première angine et les accidents diathésiques qui lui ont assigné son véritable caractère. Ceci nous amènerait à supposer que dans quelques cas, des angines soit-disant catarrhales ne seraient autres que des manifestations de la diathèse, rhumatismale.

Nous avons vu chez quelques malades l'endocarde, le péricarde, la plèvre, le péritoine successivement envahis, il n'est donc pas étonnant que le rein ait été pris à son tour. Chez deux malades que M. Laure a bien voulu nous montrer, l'un dans son service, l'autre dans celui de M. Carrier, nous avons vu le processus rhumatismal suivre cet ordre bizarre, très embarrassant pour le clinicien, jusqu'au moment où les articulations affectées à leur tour, n'ont plus laissé aucun doute sur la nature diathésique de la maladie première.

Ajoutons encore que dans une de ces observations d'albuminurie rhumatismale coïncidant avec l'angine et d'autres manifestations de la diathèse, M. Laure nous a fait voir dans les sédiments une quantité innombrable de bactéries en biscuits et des spores arrondies, sans que nous ayons été tenté de rattacher l'albuminurie à l'élimination parasitaire, attendu que dans ces sortes de néphrite, ce fait ne s'est pas présenté d'une façon constante.

En résumé, l'albuminurie qui accompagne quelquefois les angines, est très souvent liée à une localisation de la diathèse rhumatismale sur le rein.

Nous rattacherons volontiers à cette cause pathogénique un très grand nombre d'albuminuries survenant dans le cours des diverses variétés d'angines. Quant à leur attribuer, d'une façon générale, cette seule et unique cause, ce serait peut-être aller trop loin, mais nous serions assez tenté de considérer ces sortes de néphrites comme une manifestation rhumatismale plus fréquente qu'on ne l'aurait supposée jusqu'ici.

En assignant toutefois à ces sortes d'albuminuries une cause de nature rhumatismale, il nous est impossible de rien préjuger sur la pathogénie intime du processus diathésique qui, pour nous, peut aussi bien procéder par le catarrhe de l'épithélium des tubes collecteurs, que par une modification chimique de la composition du sang laissant filtrer de l'albumine ou même une espèce particulière d'albumine en dehors de toute lésion rénale. C'est là un point très-important de cette étude, que nous avons négligé à dessein, et qui nous paraît sortir du cadre restreint que nous nous sommes tracé, sur le seul terrain de la clinique (1).

---

(1) En effet, il résulte des analyses faites par M. Laure dans le laboratoire de M. Lépine avec le concours de M. Flavard, que dans ces albumines pathologiques la propo.tion de la sérine à la globuline est environ de 0,33 à 0,65.

6° Dans le mémoire dont nous avons déjà fait mention, M. Laure a émis, au sujet de la pathogénie de l'affection qui nous occupe une opinion à laquelle nous nous rattachons sans peine, tout en admettant l'importance de l'influence rhumatismale dans les néphrites transitoires. Dans quelques cas, l'albuminurie serait sous la dépendance d'une localisation catarrhale sur l'épithélium du rein, et la fréquence de cette complication pourrait ne pas être étrangère à l'influence saisonnière.

Il n'est pas rare de constater dans nos climats, surtout au printemps, des affections fébriles mal déterminées, avec exacerbations vespérales, qu'il serait difficile de faire rentrer dans le cadre classique de la grippe, de l'embarras gastrique, d'une fièvre rémittente ou d'une simple synoque. L'appareil gastro-intestinal, les fosses nasales, l'arrière-gorge, les amygdales, le larynx, les bronches sont atteintes tour-à-tour par la fluxion catarrhale, avec prédominance du catarrhe sur l'un ou l'autre de ces appareils, suivant la physionomie du génie épidémique, il n'est donc pas étonnant que l'épithélium du rein et particulièrement celui de canaux vecteurs, soit affecté à son tour et qu'il s'en suive une albuminerie passagère.

La fréquence des localisations rénales peut donc varier avec le caractère prédominant de ces affections vernales. C'est là un fait qui ressort du travail de M. Laure, où il a noté des complications du côté des reins dans les maladies les plus diverses ; voici ce qu'il dit à ce sujet « Cela est si vrai que depuis le « commencement de l'influence vernale nous avons « observé trois cas de néphrite catarrhale idiopathi- « que. Deux faits de néphrite scarlatineuse ayant « amené la mort.

« Une albuminurie primitive, suivie de mort au « quatrième jour, chez un typhique.

« Une urémie mortelle chez un diabétique.

« Deux albumineries très-abondantes chez des « femmes au quatrième mois de la grossesse.

« Enfin, douze ou quinze faits d'albuminurie com- « pliquant diverses variétés d'angines. J'excepte « bien entendu de cette énumératien les néphrites « cardiaques. »

CHAPITRE III.

PRONOSTIC ET TRAITEMENT.

Dans la série des observations que nous rapportons au chapitre suivant, il est facile de voir que le plus souvent l'albuminurie a disparu d'elle-même, d'autres fois elle a persisté plus longtemps comme dans l'observation 1, et l'emploi des agents thérapeutiques a été nécessaire pour obtenir la guérison du malade. On peut donc affirmer qu'en général le pronostic de cette complication des angines est des plus bénins. Il ne faut pas oublier cependant que dans l'observation à laquelle il est fait allusion dans notre deuxième chapitre, la malade a fini par succomber à une lésion matérielle du rein, à la suite d'une série d'angines.

Dans tous les cas, si l'on recherche avec soin l'existence antérieure d'une variole, d'une fièvre éruptive comme cause prédisposante des albuminuries, l'angine nous paraît désormais devoir être ajoutés aux commémoratifs des néphrites. — Il n'existe certainement pas une relation de cause à effet entre ces deux états morbides, mais en présence de cet antécédent pathologique, il sera toujours permis de se demander s'il n'a pas été accompagné d'un retentissement sur l'organe uropoïétique.

Cette affection comme nous l'avons vu précédemment, guérit le plus souvent d'elle-même, nous n'avons donc pas à nous étendre longuement sur les moyens thérapeutiques mis généralement en usage.

Nous avons vu employer avec succès.

1° Les reconstituants, le vin de quinquina, le vin de Bordeaux, un régime très-azoté.

2° Les diurétiques légers, tels que la tisane de chiendent et de pariétaire, et avant tout le lait, toutes les fois que le malade a pu en supporter l'usage.

3° Une solution diluée de perchlorure de fer.

4° L'ergotine, formulée soit en sirop, soit en pilules ainsi composées :

Ergotine, 0,10 centigr.
Extrait de quina, 0,10 centigr.

2 ou 3 pilules par jour.

5° Le jaborandi nous a paru rendre de réels services.

6° Lorsque la nature rhumatismale de l'angine est confirmée par la présence de fluxions articulaires, la maladie nous a paru très-heureusement influencée par le salycilate de soude.

7° Lorsqu'on ne peut avoir raison de l'albuminerie par les moyens que nous venons d'énumérer, ce qui permettrait de supposer une lésion rénale, on aura recours soit aux ventouses, soit à une série de pointes de feu appliquées à la région lombaire.

8° Dans le cas où la convalescence serait longue, il ne serait pas inutile de recommander au malade l'emploi de la flanelle et le séjour dans un climat sec et chaud, où les complications rénales sont beaucoup plus rares que dans nos contrées.

Bien que nous ayons mentionné souvent la liqueur de Tanret, nous sommes bien loin de nous illusionner sur la valeur de ce réactif que nous n'avons jamais manqué de contrôler, soit avec l'acide azotique à froid (méthode de Heller), soit avec l'ébullition l'urine préalablement examinée au tournesol et additionnée d'acide acétique.

Au point de vue des recherches qualitatives, bien que la liqueur de Tanret ait l'inconvénient de précipiter avec les alcaloïdes végétaux et les peptones, particulièrement dans l'urine du matin, elle n'en resre pas moins un excellent moyen de déceler des traces d'albumine, quitte à contrôler le résultat obtenu par d'autres réactifs.

Au point de vue de l'analyse quantitative, la liqueur de Tanret ne donne que des approximations, dont on peut se contenter au lit du malade. Nous en dirons autant de la méthode d'Esbach dont le plus grand inconvénient est de colorer la liqueur en jaune. Il est bien évident que la méthode des pesées est la seule rigoureusement exacte, mais on ne peut songer à l'employer dans les recherches urologiques multipliées qu'exige un service d'hôpital.

CHAPITRE IV.

PIÈCES JUSTIFICATIVES. — OBSERVATIONS.

1re *Série. — Observations empruntées au mémoire de M. Laure.*

OBSERVATION I. — **Angine catarrhale, albuminurie grave — Récidive de l'angine et de l'albuminurie un an après la première atteinte. — Existence d'un rhumatisme articulaire subaigu. — Guérison définitive.**

Le 14 avril 1876, appelé auprès d'une jeune femme atteinte d'une angine catarrhale des plus simples, je constatai que l'amygdale droite était considérablement tuméfiée au point de rendre la déglutition presque impossible. Il n'existait point de fausses membranes, mais un pointillé blanc, probablement dû à des concrétions muqueuses faisant saillie au niveau de l'orifice des culs de sac glandulaires.

L'angine s'accompagnait d'une réaction fébrile des plus bénignes. Je me bornais à prescrire des gargarismes émollients qui furent continués jusqu'au 18 avril, époque à laquelle je pris congé de la malade.

Mandé de nouveau auprès d'elle trois jours après, je constatai une céphalalgie des plus intenses, des troubles de la vision et un œdème considérable de la face. L'urine examinée immédiatement me donna un précipité floconneux des plus abondants.

Je prescrivis un traitement tonique ; du perchlorure de fer, du jaborandi, des infusions diurétiques, des pilules d'extrait de quina et d'ergotine furent successivement administrés à la malade.

Au bout de trois semaines l'albuminurie avait diminué sensiblement, mais l'urine précipitait encore assez abondamment par l'acide nitrique et la chaleur.

J'appliquai quelques pointes de feu au niveau de la région lombaire, le traitement diurétique fut continué et au bout de deux mois seulement, l'urine ne décelait plus de traces d'albumine.

Un an après la malade fut atteinte de douleurs rhumatismales articulaires et en même temps d'une angine semblable à la première également suivie d'une albuminerie qui guérit à peu près dans les mêmes circonstances, le même laps de temps et par l'emploi des mêmes moyens.

Observation II. — **Angine rhumatismale. — Albuminurie. — Type à répétition.**

Schmidt Georges, emballeur, âgé de 17 ans, entré à l'hôpital de la Croix-Rousse, salle St-Nizier, le 29 janvier 1881.

Pas d'antécédents rhumatismaux articulaires ou musculaires : bonne santé habituelle.

Il y a huit jours, à la suite d'un refroidissement, ce jeune homme est pris de douleurs dans l'arrière-gorge, de difficulté de la déglutition.

Les amygdales sont toutes deux rouges, tuméfiées, ainsi que les piliers et la luette, et recouvertes çà et là de quelques points blanchâtres qui disparaissent lorsque le malade avale sa salive ; les amygdales donnent au toucher la sensation d'un corps dur, élastique.

Les urines fournissent un précipité très abondant d'albumine rétractile par la chaleur, la liqueur de Tanret et l'acide azotique. Pas d'œdème de la face ; aucun symptôme capable de faire songer à une néphrite, si l'on n'eût pratiqué l'examen des urines.

Celles-ci, examinées environ tous les deux jours, continuent à être albumineuses.

Le 21 février, il n'existe plus qu'un nuage à peine sensible.

Le 22, la liqueur de Tanret elle-même ne fournit que des signes négatifs ; le malade sort de l'hôpital.

Le 24, le malade rentre à l'hôpital, atteint de douleurs rhumatismales subaiguës siégeant aux articulations des chevilles, des genoux et des épaules.

Cette dernière articulation est plus particulièrement affectée.

L'angine reparaît avec les mêmes caractères que précédemment.

L'urine est redevenue albumineuse, bien que la quantité d'albumine soit de beaucoup inférieure à celle de la première atteinte.

Le 3, le 5, le 6 mars, on constate encore de l'albumine dans les urines.

Le 17 mars, examen négatif ; le malade demande son exeat.

Observation III.— **Angine rhumatismale.— Albuminurie. — Erythème rhumatismal.**

Le 28 février, madame X... qui éprouvait depuis 8 jours des douleurs articulaires vagues, est subitement atteinte d'un érythème généralisé.

Le 1er mars les articulations tibio-tarsiennes, celle de l'épaule et du poignet sont tuméfiées et douloureuses.

Légère tache ecchymotique au niveau de l'arcade sourcilière gauche. Le surlendemain tache semblable, symétrique à la première au-dessus de l'œil droit.

La malade se plaint de gêne dans la déglutition ; voix nasonnante, les amygdales sont tuméfiées sans être rouges ni recouvertes d'aucune fausse membrane ; la luette est globuleuse ; on constate à ce niveau une tache ecchymotique semblable à celle de l'œil. Cette coloration noirâtre pourrait en imposer et faire songer à une plaque gangréneuse, qu'elle simule à s'y méprendre ; si l'on n'avait pas en quelque sorte surpris l'instant de sa production.

Les urines précipitent abondamment par la chaleur, la liqueur de Tanret, l'acide picrique et l'acide azotique.

On prescrit un gargarisme au chlorate de potasse, des gouttes de perchlorure de fer, du vin de quina, du sirop d'ergotine et des badigeonnages à la teinture d'iode. Le salicylate de soude est très-mal toléré par le malade.

Le rhumatisme s'en va graduellement et persiste après que l'angine a disparu.

Les urines ne peuvent être examinées de nouveau que le 20 mars, à cause de l'apparition des époques. Il existe encore à cette date une quantité très appréciable d'albumine. On n'en retrouve plus de traces le 25 mars.

Observation IV. — **Angine rhumatismale. — Albuminurie.**

(Observation due à l'obligeance de M. le docteur Duséa, de Pierre-Bénite).

Moreau (Pierre), 17 ans.

Le malade jouit d'une santé assez bonne. Nous ne trouvons rien d'héréditaire chez lui ; il a perdu son père de la variole en 1870 ; sa mère vit encore et se porte parfaitement bien.

Il n'a jamais eu la scarlatine ; seulement, il y a trois ans, il a été atteint d'un rhumatisme très-léger, dont il ne reste actuellement aucune trace. Au poumon, la percussion, la palpation et l'auscultation ne donnent que des signes négatifs ; la respiration est anormale. Au cœur, on n'entend rien à la pointe, mais à l'orifice aortique, un léger souffle qui provoque chez le malade quelques palpitations, lorsqu'il marche un peu trop vite ou qu'il gravit une montée ; symptômes dont il ne paraît cependant pas trop gêné.

Le malade s'est présenté à l'examen médical pour une douleur qu'il éprouve à la gorge, douleur qui est surtout provoquée par les efforts de déglutition.

A l'examen de la gorge, on trouve les amygdales tuméfiées et rouges, avec quelques points blanchâtres çà et là ; la luette est un peu hypertrophiée et fortement hypérémiée. Nous avons, en somme, une angine catharrale assez bien circonscrite aux amygdales et à la luette.

A l'examen des urines, on trouve, avec l'acide nitrique. la liqueur de Tanret et la chaleur, un abondant précipité cailleboté d'albumine.

20 février. — Aujourd'hui l'angine est complètement guérie depuis trois ou quatre jours. On examine de nouveau les urines : les réactifs ci-dessus ne donnent plus aucun précipité. Les urines sont aussi limpides après qu'avant l'opération ; toute trace d'albumine a complètement disparu.

Observation V.—**Angine rhumatismale. — Albuminurie.**

Louise Guillon, dévideuse, âgée de 16 ans, entrée à l'hôpital de la Croix-Rousse, le 13 février 1881. Cette jeune fille dit avoir séjourné dans une habitation humide. Elle est malade depuis environ quatre mois. Elle a été prise, à la suite d'un refroidissement, de gêne de la déglutition et de cuisson dans l'arrière-gorge : depuis cette époque, elle tousse, maigrit, et se plaint de céphalalgie continuelle, et d'inappétence. Actuellement, léger mouvement fébrile, la toux est fréquente, l'expectoration n'offre rien de spécial ; jamais d'hémoptysies ; le facies est pâle, les pommettes très-colorées ; langue saburrale. quelques vomissements ; menstruation négative, sauf quelques râles sonores, disséminés dans les deux poumons.

Les urines précipitent abondamment, par l'acide nitrique, la chaleur et la liqueur de Tanret.

4 mars. — Léger mouvement fébrile, rhumatisme subaigu généralisé à toutes les articulations.

6 mars. — La quantité d'albumine diminue sensiblement.

20 mars. — Plus d'albumine ; les douleurs ont disparu, l'état général est satisfaisant, la malade demande son exeat.

Observations VI. — Angine rhumatismale pultacée. — Albuminurie. — Microbes dans l'urine.

Céline Patillon, dévideuse, âgée de 20 ans, entrée à l'hôpital de la Croix-Rousse, le 12 avril 1881. Pas d'antécédents pathologiques. Depuis un mois, cette femme est atteinte d'une bronchite légère. Samedi dernier, elle est prise de céphalalgie, de douleurs dans la région lombaire, en même temps que d'une grande gène dans la déglutition. Anorexie complète, pas de vomissements. Actuellement on constate une fièvre vive, le pouls est plein, fréquent, les pommettes sont très-colorées. Cette coloration ne paraît pas tenir à la fièvre, mais à la persistance de la céphalalgie. Les membres pas plus que le tronc ne présentent de rougeurs. Constipation, pas de météorisme ; la pression de l'abdomen n'est pas douloureuse. La langue est couverte d'un enduit saburral léger. Les amygdales sont recouvertes d'un enduit pultacé blanc-jaunâtre. La luette est un peu plus rouge que normalement.

Les urines contiennent plus d'un gramme d'albumine par litre. Température 40°,5.

13 avril. — Même état, température 40° le matin, 40°,3 le soir.

14 avril. — La déglutition est un peu plus facile. On enlève l'enduit pultacé qui, examiné au microscope, ne présente aucune trace de fibrine, n'étant constitué que par des globules de pus.

Collutoire au tannin, gargarisme chloraté. Les urines sont rares, fortement colorées, présentant une réaction manifestement acide et contiennent 0 gr. 98 d'albumine par litre. Le dosage de la globuline et de la sérine pour ce total, donne : sérine 0,35, globuline 0,63. Examinées au microscope avec les précautions nécessaires, on y constate la présence d'une quantité innombrable de bactéries, de microbes en forme de biscuit et même de spores arrondies. Ces microbes circulent librement et en grand nombre dans le champ de la préparation ou sont fixés sur les débris épithéliaux. Il n'existe aucune trace de cylindres, mais de nombreuses granulations d'urate de soude. Température 39°,5 le matin ; 40 le soir.

15 avril. — Le pharynx présente le même état. Temp. 39° ; le soir 39°,8.

Les urines contiennent beaucoup d'albumine, mais on n'y rencontre plus de microbes. Les granulations d'urate de soude existent encore en grand nombre.

Le malade se plaint d'une vive douleur dans le genou droit qui est devenu le siège d'une fluxion rhumatismale évidente.

Les urines sont examinées successivement tous les jours jusqu'au 22 ; nous n'y avons plus constaté la présence de microbes depuis le 15 avril. — Le 22 toute trace d'albumine a disparu. La fluxion articulaire s'améliore sous l'influence du salicylate de soude.

Observation VII. — **Angine phlegmoneuse. — Albuminurie.**

Marie Chapel, née à Lyon, exerçant la profession de tisseuse, âgée de vingt-huit ans, entre à l'hôpital de la Croix-Rousse le 9 juillet 1880. Pas d'antécédents rhumatismaux. Début, il y a trois jours, par un malaise général : fièvre, céphalalgie, douleurs lombaires et angine. Actuellement, la malade ne peut rien avaler ; la parole est difficile ; elle bave constamment par suite de l'impossiblité de la déglutition. A l'examen de la gorge, on constate de la rougeur des deux amygdales et du voile du palais ; l'amygdale gauche est énorme et, tout autour d'elle, les tissus sont fortement gonflés, tendus et forment une tumeur qui s'avance jusqu'à la limite antérieure du voile du palais, en avant, en dépassant la ligne médiane. Une incision assez profonde n'ayant amené que du sang paraît soulager la malade.

11 juillet. — Nouvelle incision très profonde qui donne issue à une certaine quantité de pus et amène un soulagement immédiat.

14 juillet. — La place de l'amygdale est parfaitement nette, le gonflement a disparu.

18 juillet. — La malade allait beaucoup mieux et demandait à sortir la veille, lorsque ce matin on a constaté un œdème assez considérable des paupières et des malléoles.

L'urine notablement acide contient une grande quantité d'albumine. On prescrit un gargarisme chloraté, des pilules d'extrait de quina et d'ergotine, etc., etc.

22 juillet. — Diarrhée. Suppression des médicaments.

24 juillet. — Dosage de l'albumine : 3,50 par litre.

3 août. — Dosage de l'albumine 1.25 par litre. L'œdème des malléoles a disparu ; encore un peu d'œdème des paupières.

9 août. — L'albumine a diminué sensiblement ; on n'en retrouve plus de traces. La malade, malgré nos instances réitérées, s'obstine à quitter l'hôpital, pour reprendre ses occupations, n'éprouvant plus aucun malaise.

Observation VIII. — **Angine catarrhale. — Albuminurie.**

Maurice Pierre, à Irigny (Rhône). Le malade est âgé de quinze ans et de constitution assez robuste. Pas d'antécédents diathésiques. Jamais il ne s'est plaint de douleurs rhumatismales. Lorsque le malade s'est présenté à l'examen, il a accusé une souffrance assez vive à la gorge caractérisée par une sensation de cuisson ou de brûlure, sensation exagérée par l'ingestion d'aliments ou par les efforts de déglutition.

A l'inspection de la gorge on a constaté une hypérémie assez bien circonscrite aux amygdales, qui sont un peu hypertrophiées. Sur ces amygdales, on remarque par places quelques points blanchâtres.

La percussion et l'auscultation ne donnent aucun résultat ; on ne trouve rien non plus du côté du cœur.

Le malade n'a jamais eu de douleurs au niveau des reins pouvant expliquer une néphrite.

De plus, c'est la première fois que le malade se plaint de mal à la gorge. L'angine cède facilement au traitement.

L'examen des urines, pratiqué le 2 février 1881, montre celles-ci chargées de mucus et riches en urates.

La liqueur de Tanret et la chaleur y décèlent la présence de l'albumine. Il a fallu six gouttes de liqueur de Tanret pour avoir, avec le bichlorure de mercure, la coloration jaune caractéristique. Les urines ne contiennent pas de sucre.

2 mars. — Nouvel examen des urines. L'albumine a presque entièrement disparu. La liqueur de Tanret ne produit plus qu'un nuage imperceptible, alors que durant l'angine une seule goutte suffisait pour produire de gros flocons albumineux.

Le malade, complètement rétabli, a repris ses occupations.

Observation IX. — **Angine catarrhale. — Albuminurie.**

Chabrol, âgé de vingt ans, ouvrier apprêteur, se présente à ma visite du 12 mars 1881, se plaignant d'un malaise général, inappétence, léger mouvement fébrile le soir, gêne de la déglutition. L'arrière-gorge, les piliers, les amygdales, la luette sont rouges, tuméfiés, mais il n'existe aucune trace de fausses membranes. Les urines franchement acides donnent par l'acide nitrique un précipité abondant. La chaleur, la liqueur de Tanret, produisent également un trouble uniforme, sans flocons albumineux.

Mardi 16 mars. — L'angine a presque disparu, mais l'albumine persiste plus abondante qu'au dernier examen et se coagule en flocons rétractiles.

23 mars. — La densité de l'urine a repris son taux normal. Il n'existe plus de trace d'albumine, l'ouvrier retourne à son travail.

Cet homme n'a jamais eu de douleurs rhumatismales à aucune époque de sa vie.

Observation X. — **Angine catarrhale. — Albuminurie.**

Marie Gautheron, tisseuse, âgée de vingt-deux ans, entre à l'hôpital de la Croix-Rousse, le 11 mars 1881.

Bonne santé habituelle, bien qu'un peu lymphatique, *pas d'antécédents diathésiques*. Depuis trois jours cette jeune fille est atteinte d'une angine nerveuse sans cause appréciable. Léger mouvement fébrile, difficulté de la déglutition, douleur au niveau de la région lombaire.

Les amygdales sont tuméfiées, les piliers rouges sans enduit pultacé.

L'urine précipite abondamment par l'acide nitrique et la liqueur de Tanret, pas de précipité par la chaleur, probablement à cause d'une impureté du tube d'essai.

Le 16 mars l'urine ne contient plus de trace d'albumine : la malade demande son exeat.

Observation XI. — **Angine catarrhale. — Albuminurie.**

Claudine Duchamp, dévideuse, âgée de dix-huit ans, entre à l'hôpital de la Croix-Rousse, le 15 janvier 1881, présentant de l'aménorrhée et des phénomènes hystériformes variés, sensation de boule, etc. etc. Pas d'antécédents rhumatismaux.

Le 15 février. Depuis trois jours, la malade est atteinte d'une extinction de voix et souffre de la gorge dans les mouvements de déglutition. Le pharynx est rouge ainsi que la luette et les amygdales, qui ne sont cependant pas tuméfiées.

Les urines examinées par la chaleur et l'acide nitrique, contiennent une quantité notable d'albumine.

Le 8 mars. Amélioration de l'état local. Les urines ne contiennent plus d'albumine, la malade quitte l'hôpital.

Observation XII. — (Obs. de M. Colrat).

Le premier malade est un jeune homme de 16 ans, élève au Lycée. Le 25 avril il a été pris brusquement de frissons, bientôt de sueurs, de gène dans la déglutition.

Le lendemain on trouve de la tuméfaction et une rougeur des deux amygdales, mais surtout à gauche.

La température est de 40°, le pouls à 120.

Aucune éruption sur la peau. On pense qu'il s'agit d'une angine catarrhale simple.

Le lendemain 27, même état fébrile ; mais on constate sur l'amygdale gauche un petit point blanc, de la grosseur d'une lentille — et le 28 toute l'amygdale gauche était couverte de fausses membranes blanches peu adhérentes, laissant voir après leur ablation, une surface rouge, saignant facilement.— L'urine examinée ce jour-là pour la première fois est très albumineuse. — La fièvre persiste jusqu'au 30 avril. — Les fausses membranes sont expulsées et disparaissent absolument le 4 mai. — Cependant l'appétit ne reparaissait pas, l'albuminurie persistait aussi abondante. — Le 10 mai, le malade eut de l'anarsaque ;

l'œdème persista à la face pendant 4 ou 5 jours, puis la quantité d'albumine trouvée dans l'urine, alla en diminuant ; l'appétit et les forces reparurent. Mais ce ne fut que le 1er juin que le malade put reprendre ses études au lycée.

A ce moment il n'existait plus de traces d'albumine.

Observation XIII. — (Obs. de M. Colrat).

Il s'agit d'une jeune fille de vingt ans, domestique, qui tomba brusquement malade le 4 mai 1880. — Le début fut un frisson assez violent suivi d'une douleur à la gorge, exaspérée par les mouvements de déglutition.

Cette malade entre le 6 mai à l'hôpital de la Croix-Rousse, salle Ste-Clotilde. — A ce moment on constate de la fièvre (40°,5 — 120 pulsations) — avec inappétence, langue saburrale. L'examen de la gorge révèle du gonflement, de la rougeur des deux amygdales ; en somme on croit avoir affaire à une amygdalite catarrhale ; — mais l'analyse de l'urine y décèle une grande quantité d'albumine — On ne peut constater malgré un examen minutieux, aucune éruption cutanée.

La fièvre, le gonflement des amygdales durèrent huit jours. — L'albuminurie persista dans l'urine pendant un mois environ, après quoi la malade fut renvoyée parfaitement guérie.

2e série. OBSERVATIONS INÉDITES

Observation XIV (personnelle)

Madame Françoise T.. cours Lafayette, 102, à Lyon, âgée de vingt ans. Bonne constitution. taille 1,65 environ, pas de maladies antérieures, pas de manifestations rhumatismales ni chez la malade, ni chez ses parents qui sont bien portants.

A eu ses règles le 10 mars après un intervalle de 45 jours. Elles ont été à peu près normales ; seulement la malade ajoute que sans être plus abondantes leur couleur était plus noire que de coutume.

Le 17 mars au soir étant restée une après-midi. vers une fenêtre entr'ouverte, elle fut prise de céphalalgie avec légers frissons. douleur à la région lombaire : elle se sentit en même temps mal à la gorge.

Le lendemain la douleur à cette dernière région augmenta, cependant la malade put encore avaler sans trop de difficulté.

Le 19, le même état persiste.

Le 20 au matin la gène de la déglutition augmenta. Dans la soirée la malade va au lavoir, en rentrant impossibilité absolue de déglutir.

Le 21, même état.

Le 22, à l'examen de la gorge, tuméfaction énorme des amygdales qui se rejoignent sur la ligne mediane. Au toucher elles donnent la sensation d'un corps dur. Pas de fausses membranes. Langue blanche. Peau un peu chaude. Pouls à 86. Voix nasillarde, ce qui tient à ce que les amygdales interceptent le passage de l'air par la bouche.

A la région sous-maxillaire droite douleur vive à la pression.

L'examen le plus attentif ne fait découvrir sur la peau aucune trace d'éruption. Rien au cœur ; rien aux poumons. Prescription : gargarisme au chl. de Ko.

Le 23, même état. L'examen des urines ne donne pas de trace d'albumine par la chaleur et l'acide azotique. Pas de changement dans l'état des amygdales.

Pouls 90.

Prescription : nid d'hirondelle de l'Hôtel-Dieu. Scarification des amygdales.

Le 24, la malade éprouve un peu moins de difficulté à avaler. Elle a pu boire un peu de lait bouilli.

Les urines du matin sont fortement troubles, odeur de bouc très prononcé. Aspect gris jaunâtre ; quantité dans les 24 heures 900 grammes.

Traitées par la chaleur, elles se clarifient d'abord vers 30 à 40° environ. Si l'on continue à chauffer précipité floconneux, abondant d'albumine qui gagne en peu de temps le fond du tube.

Densité 1,033 : réaction fortement acide.

Examinée par la méthode d'Esback au point de vue de l'albumine l'urine donne 3 gr. 75 par litre. Bactéries. — pas de cylindres. — La douleur de la région sous-maxillaire droite a été très vive pendant la nuit.

Dans la journée la malade rend du pus avec ses crachats ; quelques-uns sont teintés de sang noirâtre.

Le pus rejeté au-dehors est en assez grande quantité ; pas d'odeur spéciale.

25. — La gêne de la déglutition a diminué sensiblement. Douleur à la région lombaire. Pas de troubles de la vue, un peu de bouffissure de la face.

L'urine est moins trouble. moins colorée ; traitée par la chaleur et l'acide azotique, elle présente un précipité un peu moins abondant que celui de la veille.

Tisane de chiendent et queues de cerises. Vin de quina.

26. — Urines très troubles. Traitées par la chaleur léger nuage d'albumine.

La douleur de la région lombaire a disparu.

27. — On ne trouve plus d'albumine par la chaleur et l'acide azotique. Les amygdales ont presque leur volume normale. la malade est guérie.

31 mars. — La malade est très pâle.

Observation XV. — **Rhumatisme, Angine. — Albuminurie légère.**

Poncet (Joséphine). tisseuse, âgée de dix-sept ans, entre le 1er juillet 1881 à l'hôpital de la Croix-Rousse, salle Ste-Clotilde, n° 37.

Elle dit s'être toujours bien portée ; il y a un mois, le lendemain d'une excursion, elle se sentit courbaturée, souffrit des deux épaules ; elle a conservé ces douleurs depuis ce moment. Il y a douze jours, les articulations du cou, de chaque côté, et du genou gauche, devinrent le siège de douleurs.

Quelques jours après, elle vit apparaître sur ses jambes, ses avant-bras, surtout à la face antérieure des genoux et postérieure des coudes, des taches rouges, saillantes, douloureuses. Quelques jours après l'apparition de ces taches, elle remarqua de l'œdème aux pieds et aux jambes. Cet œdème persiste aujourd'hui, il est un peu douloureux, il est mou et très accentué, il remonte jusqu'aux genoux ; on constate encore quelques plaques d'érythème noueux en voie de résolution.

Au cœur, premier bruit, tantôt un peu soufflant, tantôt un peu prolongé ; le maximum n'est pas à la pointe, il est un peu en dedans et un peu plus haut.

Pointe dans le cinquième espace, en dedans de la ligne mamelonnaire. — Rien ailleurs.

Rien aux poumons. Jamais d'angine.

Urines. — Précipité abondant par la chaleur, entièrement soluble dans quelques gouttes d'acide azotique. — Rien par l'acide azotique à froid.

Elle a un peu de bouffissure des paupières, sa face est pâle ; elle n'a jamais eu de troubles oculaires.

5 juillet. — Angine, douleurs d'oreilles.

7 juillet. — Un peu d'albumine, urines acides.

8 juillet. — Rouge érythémateux de la gorge, pilier, luette, amygdales, fond du pharynx, pas d'hypertrophie des amygdales.

9 juillet. — Un peu d'albumine dans les urines qui sont acides.

11 juillet. — La rougeur de la gorge persiste, la malade ne souffre plus en avalant que lorsqu'elle est restée à l'air.

14 juillet. — Urines acides, un peu d'albumine.

15 juillet. — Pas d'albumine.

La malade sort guérie le 30 juillet.

Observation XVI. — **Etat catarrho-rhumatismal. — Angine. — Albuminurie. — Endo-péricardite.**

Bertrand (Marie), née à Marchand (Ain), domestique, âgée de dix-huit ans, entre à l'hôpital de la Croix-Ruosse, salle Sainte-Clotilde, n° 60.

Cette jeune fille n'a jamais fait de maladie grave ; la menstruation est un peu irrégulière, elle est sujette à la céphalalgie ; sa face et les muqueuses sont pâles.

Il y a quinze jours, elle commença à souffrir des articulations des pieds ; des douleurs se firent ensuite sentir aux genoux, puis aux articulations des membres supérieurs.

Il y a neuf jours, elle fut prise de frissons, eût de l'anorexie, de la céphalalgie, des nausées ; en même temps elle ressentit des douleurs à la gorge et à la nuque, un point de côté à droite ; quatre jours après, elle se mit à tousser beaucoup, ses crachats (dit-elle) étaient jaune réglisse : aujourd'hui ils sont blanc mousseux.

Aux poumons on ne trouve pas de matité ; elle n'a jamais eu de hémoptysie.

A l'auscultation, on entend une respiration prolongée et soufflant du côté gauche en arrière, à la partie moyenne des poumons ; la toux ne provoque pas de râles.

Pas de modifications du côté des vibrations thoraciques.

Pas d'égophonie. Au cœur, on trouve un souffle systolique dont le maximum est sur le bord gauche du sternum.

Langue saburrale, diarrhée ; depuis quatre jours, anorexie, constipation. Pas de taches rosées.

Temp. 38°,4 le soir ; le matin, 38°,2.

Les urines ne contiennent pas d'albumine.

19 octobre. — Souffle assez faible à la pointe, très fort et rude à la base ; souffle dans les vaisseaux du cou.

9 novembre. — Bruit de souffle systolique à la pointe ; bruit de frottement à la base. Endo-péricardite.

11 novembre. — Angine érythémateuse, albuminurie dans les urines, environ 2 gr. par litre. — Chlorate de Ko 4/100.

15 novembre. — Diminution de l'angine, encore un peu de vascularisation. Diminution de la proportion d'albumine.

22 novembre. — Suppression du salicylate. — Plus d'angine.

27 novembre. — Sort guérie.

Observation XVII. — **Angine. — Néphrite rhumatismale. — Albuminurie considérable. — Conjonctivite rhumatismale. — Douleurs rhumatismales.**

Varey (Françoise), née à Entreverne, domestique, âgée de dix-neuf ans, entre à l'hôpital de la Croix-Rousse, salle Sainte-Clotilde, n° 58, le 3 août 1881.

Cette jeune fille est malade depuis cinq jours. Elle a eu tout d'abord — mal à la gorge — et des frissons, puis des douleurs au niveau des reins sont survenues simultanément avec de l'œdème des membres inférieurs.

Actuellement, il ne lui reste de tous ces symptômes que son œdème. Elle n'a conservé ni son mal à la gorge, ni ses frissons, ni ses douleurs au niveau des reins.

Elle a de la conjonctivite. — Il n'y a rien du côté du cœur.

Comme maladies antérieures. elle avait eu quelques douleurs vagues dans les membres, douleurs qui ne l'empêchaient pas de vaquer à ses occupations.

24 août. — Salicylate de soude ; tartrate ferrico-potassique.

7 septembre. — Beaucoup d'albumine rétractile par la chaleur. Rien de particulier à noter jusqu'à son exeat le 27 septembre. — Plus d'albumine dans les urines.

Observation XVIII. — **Angine catarrhale. — Albuminurie légère.**

Martin (Catherine), née à Lyon, journalière, âgée de vingt-deux ans, entre à l'hôpital de la Croix-Rousse, salle Sainte-Clotilde, n° 4, le 23 avril 1881.

Bonne santé habituelle. — Jamais de rhumatisme. — Cette femme a déjà eu une angine il y a quelques années.

Il y a huit jours, à la suite d'un refroidissement, elle elle est prise de douleurs dans le pharynx, de gène de la déglutition, et d'une dyspnée légère. — N'ayant fait qu'un traitement mal dirigé. son état persiste sans amélioration et elle entre dans le service.

On constate une tuméfaction des amygdales assez considérable ; le pharynx est d'une couleur grisâtre ; pas de dépôts pultacés, il n'y a par place qu'un enduit de mucus.

On n'a pas noté de symptômes généraux.

L'urine contient une très-faible quantité d'albumine.

Elle sort guérie.

Observation XIX. — **Rhumatisme articulaire aigu. — Angine. — Albuminurie.**

Chapelle (Marie), femme Caillet, couturière, âgée de trente ans, entre le 2 septembre 1881 à l'hôpital de la Croix-Rousse, salle Sainte-Clotilde, nº 23.

Comme antécédents pathologiques, on note :

Bonne santé jusqu'à quinze ans. — A cet âge, elle eut une attaque de rhumatisme aigu à la suite duquel elle éprouva des palpitations. Il y a huit mois, elle eut une fluxion de poitrine ; elle resta deux mois malade — ensuite, elle eut une angine couenneuse..... ?

Depuis deux mois elle souffre de nouveau des articulations. Au commencement, elle a gardé le lit pendant pendant trois semaines. Les grandes articulations ont d'abord été prises.

Depuis plusieurs jours elle a de la fièvre, et les articulations de la main sont atteintes depuis trois jours. Elles présentent l'aspect du rhumatisme noueux, mais cela tient au gonflement des téguments ; les os ont leur forme normale.

Au cœur, on entend par moment un souffle systolique, faible, tantôt à la base, tantôt à la pointe ; il disparaît promptement. Il ne se propage pas vers l'aisselle ; on l'entend dans les vaisseaux du cou. — Pouls normal. — Aux poumons, voussure du côté droit, sonorité un peu exagérée de ce côté. A gauche seulement, le long de la colonne vertébrale, la sonorité est un peu diminuée, ainsi que les vibrations thoraciques.

La respiration est un peu soufflante à ce niveau.

Pas d'égophonie. — Fièvre.

Angine érythémateuse simple ; quantité notable d'albumine dans les urines.

7 septembre. — Pas d'albumine — léger précipité cependant par la liqueur de Tanret.

10 septembre. — Urines (*Idem*).

15 septembre. — Très-peu d'albumine.

21 septembre. — Pas d'albumine.

8 novembre. — Tartrate ferrico-potassique — 0,50 centigrammes.

20 novembre. — Exeat, améliorée. — Guérison de l'angine.

OBSERVATION XX. — **Angine catarrhale. — Albuminurie légère.**

Marie Berthet, domestique, âgée de vingt-trois ans, entre à l'hôpital de la Croix-Rousse, salle Sainte-Clotilde, n° 44, le 7 septembre 1881.

Cette malade dit avoir eu, il y a un mois, une fluxion de poitrine ; à la suite elle a gardé de l'anorexie, de la courbature, phénomènes qui se sont accentués ces jours derniers.

La semaine dernière ses règles sont venues, elles étaient en avance de dix jours ; elles ont été moins abondantes. Il y a trois jours elle s'est sentie beaucoup plus courbaturée, elle a eu de l'angine et des douleurs dans les muscles de la nuque et dans diverses articulations. Le lendemain elle ressentait des frissons, de la céphalalgie, de l'anorexie absolue, des nausées ; pas de bourdonnements d'oreilles, pas d'épistaxis ; elle n'est pas allée à la selle depuis trois jours.

La langue est saburrale, étalée.

Les piliers du voile du palais, la luette, les amygdales sont le siège d'une rougeur assez intense. Les amygdales sont un peu augmentées de volume ; le fonds du pharynx est rouge ; par places on voit un enduit pultacé. La rougeur de la gorge est moins intense que la rougeur habituelle de l'angine scarlatineuse ; on ne trouve pas au cou des ganglions engorgés.

On n'a pas constaté de traces d'éruption ou de rougeur cutanée.

L'abdomen n'est pas ballonné ; il n'est pas douloureux ; mais, malgré la constipation qui date de trois jours, on provoque du gargouillement dans la fosse iliaque droite, et là exclusivement.

Pas de taches rosées lenticulaires. Rien au cœur, rien aux poumons ; pouls régulier ; temp. rectale, 39,6 ; foie de volume normal ; rate matité verticale de 8 cent. ; urines, pas d'albumine.

9 septembre. — La fièvre est tombée, la langue reste saburrale ; amélioration de l'angine.

13 novembre — Un peu d'albumine.

La malade sort guérie le 17.

Observation XXI (personnelle). — **Angine phlegmoneuse Albuminurie.**

L..., trente-deux ans, comptable à la Manufacture des tabacs de Lyon, père et mère bien portants. Comme antécédents pathologiques a eu une huitaine d'angines antérieures, venues en général ou au printemps ou à l'automne. Le malade les attribue toutes à l'impression du froid. Rien autre à noter.

Le 17 octobre 1881, le malade est pris de céphalalgie, de malaise général, soif vive, anorexie. pas de vomissements.

Le 19. — A l'angle postérieur du maxillaire inférieur on sent au toucher un peu d'empâtement de la région. En abaissant la langue on voit les amygdales très volumineuses, se touchant presque sur la ligne médiane. Peau chaude, pouls 100. Rien au poumon, rien au cœur. Les urines ne sont pas examinées.

Le 20. — Même état ; la difficulté d'avaler est toujours persistante ; la voix est nasillarde.

Les urines traitées par la chaleur et l'acide azotique troublent fortement. Température 39°,6, le soir à quatre heures.

Le 21. — La gêne de la déglutition a encore augmentée ; les amygdales sont dures au toucher et donnent la sensation au doigt d'un col utérin. Temp. 38°,9, à neuf heures du matin. Albumine.

Le 22. — Albumine ; pas de troubles de la vue, pas de douleurs lombaires.

Le 23. — Pendant la nuit l'abcès s'est vidé ; la déglutition est plus facile.

Le 25. — L'albumine a disparu entièrement ; le malade est tout à fait guéri.

Observation XXII, due a l'obligeance de M. le professeur Teissier. — **Angine catarrhale. — Albuminurie.**

Charles Jacob, vingt-huit ans, gardien de la paix à Lyon, entre à l'Hôtel-Dieu, salle Saint-Martin, n° 25, le 26 avril 1882.

Bonne santé antérieure; pas d'alcoolisme, pas de syphilis. Son enfant, depuis huit jours, est atteint d'une fièvre? Il y a deux jours le malade ressentit un grand malaise, des frissons, il eut quelques vomissements, présenta de la douleur dans la gorge. Il se coucha immédiatement et eut depuis à trois reprises des épistaxis, pas de diarrhée ni de toux.

Il aurait eu le visage très rouge, dit-il, mais aujourd'hui on ne voit trace d'aucun érythème.

Actuellement peau chaude, langue couverte d'un enduit saburral épais. Le pharynx est rouge, les amygdales gonflées; l'urine albumineuse. Rien au cœur, rien au poumon.

Le 27. — Amélioration. Température 37,5.

1er mai. — Cessation de la douleur pharyngée, disparition de l'albuminurie. Guérison.

CONCLUSIONS

1° L'albuminurie peut s'observer à titre de complication dans toutes les variétés d'angine ou d'amygdalite, quelle que soit leur nature, diphtéritique, scarlatineuse, herpétique, erythémateuse, catarrhale, phlegmoneuse ou rhumatismale.

2° Cette sorte d'abuminurie ordinairement transitoire, guérit le plus souvent d'elle-même, mais peut, dans certains cas, se montrer très-rebelle, exiger un traitement spécial, et devenir le point de départ d'une lésion matérielle du rein.

3° Il est difficile d'attribuer une cause unique à l'albuminurie compliquant les angines.

Sans rejeter la possibilité de la coincidence d'une angine avec une néphrite préexistante, nous ne croyons pas pouvoir interpréter de cette façon les observations consignées dans ce travail.

Il en est de même de l'albuminurie des scarlatines frustes, dont on ne saurait nier l'importance, mais que nous ne pouvons considérer à l'exclusion de toute autre origine, comme la cause unique de l'albuminerie des angines.

4° L'opinion qui rattache ce symptôme à une néphrite d'élimination d'organismes parasitaires ne nous paraît pas, jusqu'à présent, suffisamment démontrée.

5° Cette complication s'observe assez souvent dans l'angine rhumatismale, et peut affecter alors un type à répétition, se reproduisant avec chaque attaque de rhumatisme ; on la voit alors, tantôt précéder, tantôt suivre la fluxion articulaire. Elle est, dans ce cas, justiciable du salicylate de soude.

Dans certains cas, cette albuminurie peut être sous la dépendance d'une localisation catarrhale sur l'épithélium des canaux vecteurs, et ne pas rester complètement étrangère à l'influence saisonnière.

7° Il ne nous répugne nullement de lui supposer, dans certaines conditions, une origine hématique.

Trois analyses de cette sorte d'albumine ont donné constamment une proportion de globuline supérieure à celle de la sérine.

8° C'est surtout à partir du troisième et du quatrième jour de la maladie que cette complication s'observe.

9° Enfin, chez tous les malades affectés d'angine, il est de la plus haute importance de ne pas négliger l'examen urologique.

QUESTIONS

SUR LES DIVERSES BRANCHES DES SCIENCES MÉDICALES

Anatomie générale et Histologie. — Des épithéliums et de leurs variétés.

Physiologie. — Lymphe. — Circulation lymphatique.

Physique. — Théorie des sensations auditives et phénomènes acoustiques qui prennent naissance dans l'organisme humain.

Chimie. — Composés oxygénés et sulfurés. — De l'antimoine.

Zoologie et Anatomie comparée. — Du tænia médiacanellata ; ses transformations et ses migrations.

Matière médicale et Botanique. — Décrire les diverses sortes de gommes. — Ovaire ; sa nature, ses parties, sa position par rapport aux autres organes de la fleur.

Pathologie externe. — Des abcès par congestion.

Pathologie interne. — Thrombose et embolie.

Thérapeutique. — Ether sulfurique.

Hygiène. — Du mal des montagnes et du mal des aéronautes.

Accouchements. — Antéversion et antéflexion de l'utérus pendant le travail.

Pathologie générale. — De la contagion et de l'infection.

Ophthalmologie. — Des lésions anatomiques de la scléro-charoïdite postérieure.

Médecine opératoire. — Des indications et des contre-indications des amputations en général.

Anatomie. — De l'oreille moyenne.

Maladies cutanées et syphilitiques. — De la stomatite mercurielle.

Anatomie pathologique. — Des lésions dites tuberculeuses.

Médecine légale. — Distinguer les blesssures faites pendant la vie de celles qui ont été produites après la mort.

Médecine expérimentale et comparée. — Comparaison de la septicémie chirurgicale, et les maladies analogues produites expérimentalement chez les animaux.

Cliniques médicales. — Des terminaisons des pneumonies. — Valeur clinique des bruits du souffle extracardiaques.

Cliniques chirurgicales. — De l'ablation sous périostée du calcanéum : indications et résultats au point de vue du fonctionnement du pied. — Des plaies pénétrantes de poitrine.

Vu bon à imprimer,

Le Président de la Thèse,

B. TEISSIER.

Vu bon à imprimer,

Le Doyen,

LORTET.

Vu et permis d'imprimer,

Lyon, le 10 Mai 1882.

Pour le Recteur,

Le Doyen de la Faculté de Droit délégué,

E. CAILLEMER.

TABLE DES MATIÈRES

Lyon. — Imprimerie Bellon, rue de la République 33